ÉTUDE COMPARATIVE

de la

Castration Double

et de la

Résection des Canaux déférents

DANS LE

TRAITEMENT DE L'HYPERTROPHIE DE LA PROSTATE

par

le Docteur V. HAZARABÉDIAN
de la Faculté de Paris

PARIS
Henri JOUVE, Éditeur
15, Rue Racine, 15

1897

ÉTUDE COMPARATIVE
de la
Castration Double
et de la
Résection des Canaux déférents

DANS LE

TRAITEMENT DE L'HYPERTROPHIE DE LA PROSTATE

par

le Docteur V. HAZARABÉDIAN
de la Faculté de Paris

PARIS
Henri JOUVE, Éditeur
15, Rue Racine, 15

1897

A LA MÉMOIRE DE MON PÈRE ET DE MES SŒURS

A MA FAMILLE

A MES AMIS

A MON COUSIN

MONSIEUR BADRIK GULBERIKIAN

Hommage de ma vive reconnaissance

A MON VÉNÉRÉ MAÎTRE ET PRÉSIDENT DE THÈSE

MONSIEUR LE PROFESSEUR GUYON

Chirurgien des Hôpitaux
Membre de l'Académie des Sciences
Membre de l'Académie de Médecine
Officier de la Légion d'honneur

Hommage de vive reconnaissance

AVANT-PROPOS

Avant d'aborder ce travail très modeste et d'entrer dans notre sujet, qu'il nous soit permis de nous acquitter ici d'un devoir agréable, en remerciant publiquement tous ceux qui nous ont guidé dans nos études médicales.

C'est pour nous un vif plaisir de jeter un regard rétrospectif et, considérant le chemin parcouru, d'adresser l'hommage de notre respectueuse reconnaissance à tous nos maîtres de la Faculté et des Hôpitaux qui n'ont rien négligé pour nous rendre la tâche facile.

Tout d'abord, nous devons mettre à la première place notre très vénéré maître, Monsieur le Professeur Guyon ; qu'il veuille bien accepter l'hommage de notre profonde gratitude pour la bienveillance et la bonté qu'il a toujours manifestées à notre endroit, pendant notre séjour dans son service des maladies des voies urinaires à l'hôpital Necker, où nous avons puisé la plus grande partie de nos faibles connaissances sur les affections si intéressantes de cette branche de chirurgie.

Nous sommes aussi redevable de beaucoup à nos savants maîtres, MM. les Professeurs Tillaux, Potain, Jaccoud, nous ne saurions oublier tout le profit que nous avons tiré de leurs hauts enseignements et nous tenons à leur adresser l'expression de notre reconnaissance.

Nous n'oublions pas non plus ce que nous devons à Monsieur le Professeur Pinard, qui nous a initié à la clinique obstétricale, les excellents préceptes qu'il nous a donnés nous serviront toujours de guide.

Nous prions Monsieur le Professeur agrégé Reclus, d'agréer tous nos remerciements pour l'intérêt qu'il nous a témoigné pendant que nous fréquentions son service à l'hôpital de la Pitié.

Enfin nous envoyons nos meilleurs remerciements à Monsieur le docteur Ayvazian, de New-York, qui a été pour nous un puissant appui pendant toute la durée de nos études médicales.

Que notre vénéré maître, Monsieur le Professeur Guyon, veuille bien agréer l'assurance de notre respectueuse et profonde gratitude pour l'honneur qu'il nous fait en acceptant la présidence de notre thèse.

Etude comparative de la castration double et de la résection des canaux déférents dans le traitement de l'hypertrophie de la prostate.

INTRODUCTION

Si l'on se reporte aux descriptions anatomiques de la région prostatique et particulièrement à l'étude de ses rapports, on comprend sans peine que son hypertrophie pathologique ne puisse avoir lieu sans que ces rapports qu'elle affecte avec les organes voisins n'en soient profondément modifiés : de là une série d'accidents fréquents, tenaces, et quelquefois très graves.

Jusqu'à ces derniers temps, le traitement de cette affection si importante était pour ainsi dire uniquement palliatif, on traitait les symptômes résultants de l'hypertrophie, mais contre cette hypertrophie elle-même, cause de tout le mal, on ne faisait rien ou presque rien.

Mais aujourd'hui pour toutes les affections et

particulièrement pour celle qui nous occupe, on s'efforce de diriger le traitement contre la maladie elle-même et le traitement symptomatique devient de plus en plus en défaveur, au fur et à mesure que la pathogénie des maladies devient plus claire et qu'on en connaît mieux les causes intimes.

Aussi, on ne cherche pas dans le traitement de l'hypertrophie de la prostate à s'en tenir aux traitements des accidents, on cherche les cures radicales, et c'est pour obéir à cette tendance qu'on a ouvert un nouveau champ d'expérience et qu'on a tenté d'attaquer non plus seulement les accidents provoqués par l'hypertrophie de la prostate, mais cette hypertrophie elle-même.

Nous n'avons nullement la prétention de faire une étude critique complète et détaillée de plusieurs méthodes d'interventions chirurgicales proposées et pratiquées dans ces derniers temps par plusieurs chirurgiens éminents tant en France qu'à l'étranger, notre but sera plus modeste.

Nous nous proposons simplement d'exposer brièvement l'état actuel de cette question, de faire une sorte de résumé des travaux, communications, expériences et observations faits à ce sujet, de faire une étude comparative et parallèle de ces deux diverses méthodes d'interventions chirurgicales, à savoir : la castration et la résection des canaux déférents, d'examiner les résultats donnés par ces opérations, de faire ressortir les avantages et les inconvénients de chacune de ces interventions, en discuter la valeur et dire, si cela est possible, à laquelle de ces méthodes il faut donner la préférence.

Dans ce travail, plus que modeste, nous considérons inutile d'étudier spécialement toutes les tentatives chirurgicales dirigées contre la glande elle-même, comme la prostatotomie et les diverses prostatectomies, qui s'adressent d'ailleurs à des cas particuliers assez rares.

Nous ne nous occuperons pas non plus de la ligature du canal déférent reconnue aujourd'hui insuffisante pour parer aux accidents et amener l'atrophie de la prostate,« car il est à craindre que le canal, malgré le traumatisme subi, ne prenne ses fonctions ». D'ailleurs cette ligature se propose d'agir de la même façon que la résection et cette seconde opération plus sûre n'est pas plus compliquée ni plus dangereuse.

Nous ne nous occuperons pas également de la ligature en masse du cordon, les testicules étant sous le coup de gangrène ; malgré l'assurance de ses partisans (Stafford), nous hésitons à ajouter foi à ces assertions.

Nous considérons inutile de nous occuper de la ligature de l'artère iliaque interne proposée par Böer (1873), nous croyons cette opération délicate, difficile, dangereuse même, et à notre sens, il ne faut pas faire courir aux malades le risque de cette opération pour un résultat problématique ; d'ailleurs le relevé des résultats fournis par cette méthode sont loin d'être encourageants et elle est tombée dans un juste oubli.

Quant à l'organothérapie indiquée par Reinet, les résultats sont encourageants, mais c'est une méthode encore d'application trop récente pour qu'on en puisse juger sainement, elle a besoin de quelques temps encore pour faire ses preuves, d'ailleurs l'histoire des divers traitements de l'hypertrophie de la prostate se trouve éparse dans plusieurs thèses, parmi lesquelles nous citerons celles de Touillon (1896), de Dassouville (1896) et de Floersheim (1896) ; elle a été résumée dans une très complète revue générale de Raymond Petit, dans la « Gazette hebdomadaire de médecine et de chirurgie (1896) » à laquelle nous ne saurions mieux faire que de renvoyer le lecteur.

A ce compte-là notre tâche sera singulièrement simplifiée.

Nous demanderons seulement la permission, avant d'entrer dans le vif de notre sujet, d'indiquer quelques particularités étiologiques et pathogéniques, et de dire deux mots de l'anatomie pathologique de cette affection ; cela nous est indispensable pour pouvoir discuter ensuite la valeur comparative de deux modes de traitement dont nous essayons de faire la critique.

Étiologie, Pathogénie

Pourquoi la prostate s'hypertrophie-t-elle à un âge avancé ?

Malgré les recherches nombreuses faites sur ce sujet, il semble encore à l'heure actuelle que la cause exacte et intime nous échappe ; « il est préférable de confesser que l'étiologie de cette affection est inconnue » déclarait Samuel Cooper, et l'année dernière, M. Tuffier, dans son cours à la Faculté de médecine de Paris, n'était pas plus affirmatif.

Au premier abord, les causes de cette affection paraissent multiples, mais cette multiplicité même des causes invoquées dénote notre ignorance à ce sujet.

En faisant un aperçu rapide, nous voyons plusieurs auteurs s'efforcer de l'expliquer et de chercher la cause d'origine dans les modifications physiologiques ou pathologiques locales ou localisées ; d'autres invoquent l'influence des diathèses « cette providence des étiologistes dans l'embarras ».

Plusieurs de ces explications sont évidemment « des vues théoriques qui ne confirment nullement l'observation des faits et le raisonnement le plus simple suffit pour les ruiner toutes ». Parmi les causes invoquées il y en a, certes, quelques-unes qui concourent d'une façon évidente et appréciable à la constitution de cette maladie, et, une fois constituée, par leurs influences jouent un rôle indiscutable dans la forme et dans la gravité de l'affection, mais de là à prétendre qu'elles sont causes initiales et prépondérantes, et qu'elles peuvent créer la maladie de toute pièce, il y a loin.

« Mais de ce que ces influences se font nettement sentir sur l'affection, s'ensuit-il qu'elles agissent également pour la déterminer ? nullement ; il faut établir une distinction absolue entre les causes qui font naître la maladie et celles qui la modifient quand elle est déjà développée » (Guyon).

En faisant une nomenclature rapide, nous voyons qu'on a tour à tour incriminé les *excitations vénériennes lorsqu'elles sont poussées à l'excès, l'excitation de toute nature, plus ou moins vive, sur la vessie, l'urèthre, la prostate, les calculs vésicaux, les passages réitérés des instruments dans le canal, l'inflammation du canal et de la prostate, la scrofule, la tuberculose, la syphilis, la goutte, le rhumatisme, l'arthritisme, les écarts de régime, les professions sédentaires, la constipation etc, etc.*, toutes ces théories ont été discutées d'une façon magistrale et judicieuse par notre vénéré maître M. le professeur Guyon avec cette précision qui caractérise son esprit ; aussi nous n'y insisterons pas.

Nous voudrions seulement nous arrêter quelques instants sur une théorie qui a été mise en lumière par ce savant maître et qui semble être la plus généralement admise aujourd'hui.

Il faut chercher la cause initiale de cette affection dans l'altération vasculaire plus ou moins généralisée, qui s'étend avec un degré différent sur l'ensemble de l'appareil urinaire, c'est *l'artério-sclérose*, sclérose sénile des artérioles et capillaires ; aussi, dans l'hypertrophie de la prostate, tous les phénomènes morbides ne sont pas imputables à la seule action mécanique et compressive de la prostate hypertrophiée, l'obstacle prostatique n'est pas la cause unique de tous les symptômes plus ou moins graves, (la sclérose vésicale et rénale concommitante est indéniable), avec lesquelles il faut compter. Il y a plus ; quelquefois, la sclérose vésicale étant très accentuée, on peut voir des phénomènes de prostatisme sans hypertrophie notable de la prostate, voire même une prostate normale ; c'est ce que les auteurs ont décrit sous le nom de prostatisme vésical ; on a même parlé de prostatisme chez la femme.

Mais comment l'artério-sclérose peut-elle être la cause de l'hypertrophie de la prostate ?

L'artério-sclérose, cette endartérite chronique, diminuant le calibre et l'élasticité des artères, affaiblit l'impulsion *de vis a tergo*, de là une gêne dans la circulation en retour de la glande, et une congestion permanente, les réseaux veineux doubles, triples de dimension, ce développement du plexus intra-prostatique est en rapport par conséquent avec la sclérose des artérioles glandulaires, cette stase veineuse est peut-être la cause première qui provoque à la longue des modifications anatomiques dans la structure de la glande ; le tissu conjonctif réagit, évolue vers la transformation fibreuse par le même processus que la congestion permanente du foie d'origine cardiaque, finit par provoquer des modifications semblables dans cette dernière glande ; il y aurait donc une véritable cirrhose hypertrophique prostatique, analogue, quant au mécanisme de sa production, à la cirrhose cardiaque du foie. Nous reviendrons du reste sur cette analogie frappante, en parlant des lésions histologiques dans un instant.

En un mot, nous croyons qu'il faut chercher la cause de l'hypertrophie de la prostate dans une congestion permanente dont l'intensité dépend du degré de l'endartérite chronique des artérioles intra-prostatiques ; il s'en suit tout naturellement que l'hypertrophie de la prostate commence par un état congestif et qui marche peu à peu vers un état cirrhotique définitif. Il ne faut donc pas considérer l'hypertrophie molle et l'hypertrophie dure, ligneuse, comme deux maladies à part et franchement séparées, mais bien comme des formes évolutives répondant aux diverses phases de la même maladie.

D'ailleurs, cette manière de voir trouve sa confirmation dans l'hypertrophie de consistance inégale, que Flœrsheim propose d'appeler hypertrophie *scléro-veineuse*, par opposition à la forme scléreuse dure et à la forme veineuse molle.

Les auteurs ont écrit partout que l'hypertrophie de la prostate peut être une des causes des hémorroïdes ; nous croyons y voir une certaine exagération ; pendant notre long séjour à la clinique des maladies des voies urinaires, nous avons examiné à ce point de vue un assez grand nombre de prostatiques, mais nous avons rarement constaté la coexistence de ces deux maladies.

Nous n'avons certainement pas la prétention d'expliquer un fait, cela n'est point de notre compétence, mais s'il nous est permis d'émettre une idée, sans pouvoir pourtant l'affirmer, et qui concorde bien avec la théorie sur laquelle nous avons insisté, nous dirons que les hémorroïdes fluxionnaires, jouant le rôle de soupape de sûreté, décongestionnent, par leur flux régulier, l'état congestif de la prostate, s'il existe, et, par là même, empêchent la cause la plus puissante de cette hypertrophie ; aussi croyons-nous que ces hémorroïdes fluxionnaires sont souvent une sauvegarde pour ceux que l'âge doit conduire à l'hypertrophie de la prostate.

Par conséquent, les hémorroïdes fluxionnaires doivent être respectées en pareil cas (observation 8) et même sollicitées, si leur écoulement venait à disparaître brusquement.

Nous ne voulons pas dire que l'existence des hémorroïdes est exceptionnelle chez les prostatiques ; si cette coïncidence existe, nous croyons que les hémorroïdes sont antérieures à l'hypertrophie de la prostate, ou tout au moins indépendantes d'elles.

Anatomie pathologique

Dans ce chapitre que nous essayerons de faire très bref, nous n'insisterons ni sur la déformation, ni sur le poids de la prostate ; nous ne dirons rien des variétés, rien non plus des organes voisins qui ont à souffrir de la compression par la prostate hypertrophiée. On trouvera tous ces renseignements dans les divers auteurs et spécialement dans la thèse récente de Flœrsheim (1896).

Nous voulons seulement envisager les lésions microscopiques et histologiques en continuant l'analogie entre la cirrhose cardiaque et l'hypertrophie de la prostate, véritable cirrhose aussi.

Dans le Traité de chirurgie de Duplay et Reclus, E. Forgues donne la description suivante :

« Si l'on fait une coupe à travers la prostate, on voit, sur la surface de tranche, hernier de petites masses lobulées juxtaposées, tassées en certains points, ayant de la tendance à s'énucléer de leurs alvéoles. Leur volume est variable ; de forme généralement ovalaire ou légèrement allongée, ces masses se déforment parfois par pression réciproque : leur teinte varie depuis une nuance gris jaunâtre pâle jusqu'au jaune très foncé. A côté peuvent s'apercevoir les territoires rouges d'hyperhémie, et quelquefois de menus ilôts noirâtres. D'autres saillies lobulées analogues sont enfoncées en plein parenchyme et paraissent non énucléables; mais la tendance générale de ces formations est de faire issue hors du parenchyme ambiant. La surface de section elle-même est en saillie au-dessus du niveau des bords de la capsule ; il semble que le tissu prostatique soit à l'étroit dans sa gaîne fibreuse et que le débridement de l'incision l'ait brusquement décomprimé.

« A l'examen hystologique, on voit, autour de la glande, qu'une capsule fibreuse circulaire s'est organisée avec de nombreux prolongements ramifiés à l'intérieur, le centre même des petites masses lobulées est occupé par des culs-de-sac glandulaires très apparents, et affectent une disposition arborescente. Ces glandes sont disposées en groupes arrondies et enserrées dans des anneaux fibromusculaires dépendant de la trame hypertrophiée, entre les corps arrondis qui représentent à cet âge la glande. Les espaces en forme de triangles curvilignes, sont circonscrits par les cercles tangents ; dans ces espaces, il n'existe pas de glandes, et l'on n'y trouve que des éléments conjonctifs sclérosés et un nombre restreint de fibres musculaires lisses atrophiées.

« Donc l'hyperplasie du tissu conjonctif constitue la lésion majeure. Les fibres musculaires lisses sont généralement diminuées par la sclérose.

« En un mot, la lésion dominante de la prostate est un processus de sclérose progressive. »

Si nous rapprochons ces lésions de celles que provoque dans le foie la congestion permanente, nous arrivons sans peine à trouver une certaine similitude dans le processus morbide des deux affections.

A la coupe, on trouve, sur la surface de section du foie, des granulations de dimensions variables, entourées par des travées de tissus fibreux qui les enserrent comme dans un anneau, d'où elles émergent, prêtes à s'énucléer.

Dans ces deux affections, il y a donc les diverses phases successives d'une hyperplasie conjonctive à évolution fibreuse, qui est due, dans les deux cas, à une congestion permanente, et il semble que l'on soit bien en droit de considérer l'hypertrophie de la prostate comme une cirrhose d'origine congestive.

De la castration double dans le traitement de l'Hypertrophie de la Prostate

Dans notre introduction nous disions : si l'on se rapporte aux descriptions anatomiques de la région prostatique et particulièrement à l'étude de ses rapports, on comprend sans peine que son hypertrophie pathologique ne puisse avoir lieu sans que ces rapports qu'elle affecte avec les organes voisins n'en soient profondément modifiés : de là, une série d'accidents fréquents, tenaces et quelquefois très graves.

Or, dans cette affection il y a deux éléments à considérer : d'une part, l'hypertrophie de la prostate, qui est la maladie essentielle ; d'autre part, les troubles consécutifs de cette hypertrophie sur l'arbre uro-génital, l'urèthre, la vessie, l'uretère, le bassinet, les reins, l'urine.

Certes, les moyens que nous possédons pour combattre les accidents de cette hypertrophie sont d'une valeur incontestable et ont donné souvent des chances de succès ; mais, ces moyens ne s'adressant nullement à la cause initiale de la maladie, le danger d'une récidive est à craindre ; d'ailleurs, si on peut atténuer les troubles consécutifs de cette hypertrophie du côté des organes accessibles, il est bien difficile, sinon impossible, d'attaquer les lésions supérieures de l'arbre uro-génital.

Le traitement idéal est évidemment de s'attaquer par des moyens directs ou indirects à l'hypertrophie elle-même, source de tout le mal.

La castration, proposée et pratiquée par plusieurs chirurgiens comme traitement curatif de l'hypertrophie de la prostate, a pour base la connexion intime qui existe entre la prostate et le testicule, connexion que démontrent l'embryologie, l'anatomie, la physiologie, la tératologie et de nombreux faits cliniques et expérimentaux.

En effet, l'observation montre que la prostate et le testicule ont un développement parallèle. Des recherches de Englisch, par exemple, résulte que sur soixante sujets de 10 à 15 ans, ces organes ne sont pas complètement développés dans 39 cas ; dans 5 cas, ils se sont développés simultanément, dans 9 cas, le testicule s'est développé plus vite que la prostate, et il y en a 7 qui ont présenté le développement inverse.

De 16 ans à 20 ans, le développement simultané de ces deux organes est plus marqué, et le rapport est sensiblement constant vers l'âge de 20 ans ; ce n'est qu'à partir de 40 ans que la prostate semble prendre un plus grand développement.

S'il y a un arrêt de développement ou atrophie

des testicules, la prostate ne se développe plus et reste petite.

Englisch a observé ce fait dans 5 cas, chez des individus âgés de 19, 24, 52, 62, 70 ans, et dans deux cas de cryptorchidie bilatérale, chez des gens de 14 et de 28 ans.

White, de son côté, a constaté ce même fait chez un homme de 32 ans, Besançon chez un sujet de 20 ans, Launois chez un homme de 40 ans et Dubuc chez un autre de 25 ans.

Dans une statistique qui comporte plus de 500 cas d'absence de l'un ou des deux testicules, la prostate a été trouvé atrophiée, et dans le cas de monorchidie, l'atrophie portait sur le lobe correspondant de la glande (Durham, Godard, Bouillaud, Friese, Barth, Fisher, Potain).

De ces faits résulte qu'au point de vue du développement, le testicule et la prostate sont intimement liés, et que l'atrophie du testicule provoque celle du lobe correspondant de la prostate.

Examiner les eunuques à ce point de vue serait très intéressant.

Englisch a encore rapporté un cas dans lequel une épididymite blennorrhagique avait provoqué l'atrophie du lobe correspondant de la prostate.

Ces faits importants ont été confirmés par des expériences de la castration chez les chiens; Launois avait fait déjà de semblables expériences en 1882-1885, et, récemment, Guyon, White, Ramm, Kerby, Albarran, Legueu, Motz.

Albarran et Motz ont constaté que cette atrophie débute rapidement et est très marquée un mois et demi à deux mois après la castration, à l'examen histologique des pièces, « les culs-de-sac glandulaires, au lieu d'être serrés les uns contre les autres comme dans le jeune âge, sont séparés par de larges cloisons qui dissocient la prostate en une série de glandes agglomérées, nettement indépendantes ; il y a retour des tissus conjonctifs et musculaires à l'état embryonnaire et s'ils paraissent plus abondants, c'est parce qu'il y a moins de tissu glandulaire, les culs-de-sac de la glande sont remplacés par des masses épithéliales, formées par de petites cellules qui remplissent sa lumière centrale ; il existe une désintégration dégénérative de l'épithélium, qui, avant de disparaître, reprend morphologiquement le type embryonnaire. »

De toutes ces expériences nombreuses on peut donc conclure que :

1° Le testicule et la prostate ont une connexion intime nettement définie.

2° La castration chez les jeunes animaux arrête la prostate dans son développement.

3° La castration chez les animaux, après le développement de la prostate, a une influence atrophiante sur cette glande.

4° La castration a une influence décongestionnante sur la prostate.

5° A la suite de la castration, la substance glandulaire de la prostate disparaît la première, puis les faisceaux musculaires et le tissu conjonctif en dernier lieu.

De ces observations et expérimentations nombreuses et concluantes, on voit sans peine que, chez l'homme, la castration pouvait être pratiquée dans le traitement de l'hypertrophie de la prostate. Déjà Launois, à la suite des ses expériences, avait indiqué, dès 1884, ce moyen pour agir sur l'hypertrophie de cette glande.

Mais la première castration, comme moyen thérapeutique dans cette maladie, a été pratiquée par Ramm, de Philadelphie, le 3 avril 1893, puis par Haynes (décembre 1893) ; White pratiqua cette opération pour la première fois le 21 janvier 1894.

En France la première opération publiée est celle de M. Albarran, puis vient celle de M. Routier le 17 juillet 1895, de M. Leguen le 28 août 1895, etc.

Les résultats cliniques de la castration sont concluants ; après cette opération on a vu dans plusieurs observations la diminution graduelle du volume de la prostate qui se réduit lentement à un tel degré que le toucher rectal permet parfois à peine de la sentir. Horwitz a vu cette atrophie au bout de 47 jours ; elle est survenue au bout d'un an dans le cas de Ramm, de 4 mois dans celui de Bryon, de 5 semaines dans celui de Timery, de 3 mois dans celui de M. Albarran.

Dans la majorité des cas pourtant, l'atrophie est plus lente, et on observe une simple diminution de volume, quelquefois même il n'y a aucun changement appréciable dans la dimension de la glande et cependant le malade est amélioré.

Il importe du reste de distinguer la diminution de volume précoce et rapide par décongestion d'avec l'atrophie vraie qui ne peut apparaître que d'une façon plus tardive et secondairement.

Au point de vue de la miction spontanée, voici quelques faits très démonstratifs.

Un des malades de M. Albarran ne pouvait uriner sans sonde depuis 6 mois : 4 heures après l'opération il put uriner spontanément.

Un malade de Eastman n'urinait depuis un an qu'avec la sonde : 12 heures après la castration il eut une première émission spontanée.

Horwitz vit 30 heures après l'opération une miction spontanée chez un malade qui depuis cinq ans n'urinait que par la sonde.

Le premier malade de M. Routier n'urinait depuis un mois qu'avec la sonde : dès le jour même de l'opération, le malade urina spontanément.

Le malade de M. Legueu urine spontanément le soir même de l'opération.

Depuis qu'elle a fait son entrée dans la thérapeutique de l'hypertrophie de la prostate, la castration a souvent été pratiquée.

Englisch cite 120 cas, y compris les 111 de White; sur ce chiffre important nous trouvons comme résultats, l'atrophie de la prostate dans 68 cas, la diminution de la dysurie sans atrophie notable dans 32 cas, et dans deux cas l'atrophie seule de la glande.

Englisch a relevé 17 cas de mort après la castration, mais en analysant les observations, on se rend facilement compte que pas une de ces terminaisons fatales n'est imputable à l'acte opératoire.

Les 10 opérés sont morts d'une maladie intercurrente, 2 de pneumonie, 1 d'érysipèle, 1 d'hémiplégie, 2 d'inanition chez les aliénés et les 7 autres, de néphrite et d'accidents urémiques.

M. Albarran, dans sa communication au 9e Congrès de chirurgie tenu à Paris du 25 au 26 octobre 1895, analyse les résultats de la castration au double point de vue du volume de la glande et de la contractilité de la vessie, et arrive à ces conclusions.

1) L'influence atrophiante de la castration sur la prostate est réelle.

2) La castration agit sur la contractibilité vésicale d'une manière différente suivant le cas.

a) Chez les prostatiques avec dysurie sans rétention d'urine, la contractilité vésicale étant conservée, mais la fréquence des mictions étant augmentée par le fait de la congestion de la prostate et de la vessie.

La castration a pour résultat presque constant de diminuer le nombre des mictions.

Sur 13 observations de cette catégorie nous relevons 12 cas où l'amélioration a débuté dans les deux premiers jours ; mais elle ne peut se faire sentir qu'au bout de 8-10 jours ; une seule fois l'amélioration ne se manifesta qu'au bout de 5 semaines.

b) Chez les prostatiques avec rétention aiguë, la castration paraît agir surtout en décongestionnant la prostate et la vessie.

c) Chez les prostatiques avec rétention d'urine incomplète, l'importance des phénomènes congestifs étant moindre, les bénéfices obtenus doivent surtout être mis sur le compte de l'atrophie, qui, diminuant le volume de la prostate, rend plus aisé le travail du muscle vésical.

d) Chez les prostatiques avec rétention chronique complète, la castration double amène des améliorations extrêmement rapides et des guérisons complètes, qui ne peuvent être expliquées qu'en supposant une sclérose nulle ou peu marquée de la couche musculaire de la vessie.

Sur un total de 21 malades opérés, on compte 4 améliorations avec retour de la miction spontanée mais sans que la vessie se vide complètement ; sept guérisons complètes et quatre échecs.

D'après M. Albarran la castration peut être proposée lorsque le cathétérisme ne suffit pas à guérir la rétention, et qu'elle doit être conseillée dans des cas de cathétérisme habituellement difficile, l'opération aura surtout des chances de réussite lorsque le muscle vésical conserve encore sa puissance alors même que la contractilité paraît affaiblie et peu persistante.

Le même auteur n'intervient pas dans les cas de dysurie sans rétention, ni dans la rétention aiguë : « Ces malades, dit-il, me paraissent jusqu'à plus ample informé devoir être traités par les moyens ordinaires. »

Mais malgré les bons résultats acquis, bien des malades refusent énergiquement la castration double ; on a alors tenté la castration unilatérale suivant la prédominance de l'hypertrophie sur l'un des lobes prostatiques : pour cela on s'est basé sur les données suivantes :

1° L'absence d'un testicule coïncide avec l'atrophie du lobe correspondant de la prostate (Le Dentu, Potington).

2° L'atrophie d'un testicule coïncide avec l'atrophie du lobe correspondant de la prostate (Bezançon, Launois, Dubuc, Godard, Baldwin, Englisch).

3° La castration unilatérale pratiquée a provoqué l'atrophie prostatique (Remondino, Englisch, Fulton, Graves, Haynes, Fenwik).

4° L'atrophie du testicule à la suite d'une maladie,

provoque le même résultat (Fenwik, Brison, Langton, Goold).

La castration unilatérale a été pratiquée chez l'homme comme traitement de l'hypertrophie de la prostate par Hugues, Black, Clark, etc., mais les résultats ont été moins favorables que ceux de la castration double.

Observation I

Albarran, Congrès de chirurgie.

Un homme de 67 ans ne pouvait uriner qu'avec la sonde. La prostate présentait une hypertrophie moyenne, et le doigt pouvait facilement dépasser son bord supérieur. Cinq heures après la castration il urina spontanément 30 grammes, puis il s'améliora progressivement et un mois après l'opération il vidait complètement sa vessie. La prostate diminua de volume et 4 mois après l'opération on ne trouvait pas la glande par le toucher rectal ; la vessie se vidait toujours par des mictions volontaires.

Observation 2

Legueu, Congrès de chirurgie.

Un malade de 60 ans avait eu sa première attaque de rétention trois semaines avant d'entrer à l'hôpital.

La prostate était énorme et fortement congestionnée ; chaque cathétérisme déterminait du saignement ; les hématuries se continuaient même dans l'intervalle des cathétérismes, et la sonde à demeure ne déterminait aucun soulagement. L'opération acceptée par le malade fut pratiquée le 28 août dernier : le soir le malade urinait seul. Pendant les trois semaines qu'il resta à l'hôpital, jusqu'alors en état de rétention complet il ne fut plus une seule fois sondé. Les hématuries cessèrent définitivement le quatrième jour pour ne plus se produire. Le malade a été revu le 14 octobre : il ne s'est jamais sondé depuis l'opération ; et sa prostate a déjà beaucoup diminué de volume.

Observation 3

Routier. — La Médecine moderne 7e année, n° 14.

Un homme de 60 ans, avait eu à plusieurs reprises des accès de rétention d'urine, dont on s'était jusque-là rendu maître avec la sonde.

Les accidents qui l'amenèrent à l'hôpital remontaient à un mois. Obligé de se retenir quand il avait besoin d'uriner, du fait de sa profession, il avait été pris de rétention complète ; contre cette rétention, il était allé réclamer du secours à Beaujon où on l'avait sondé ; mais depuis ce moment, il était incapable de rendre spontanément une goutte d'urine.

Le cathétérisme n'était du reste pas difficile chez lui et ses urines étaient claires.

La prostate très grosse présentait surtout un lobe gauche énorme qui semblait se prolonger vers la vésicule correspondante.

Ce que le malade réclamait, c'était surtout et avant tout d'uriner sans sonde.

On a essayé quelques jours le cathétérisme, quelques lavages au nitrate pour réveiller la contractilité vésicale ; rien n'y faisant, on proposa la castration qui fut de suite acceptée.

M. Routier pratique l'opération le 17 juillet 1895. Dès le jour même, le malade urine seul.

Les suites opératoires furent d'abord très simples, mais au bout de 15 jours cet homme eut une lymphangite de la paroi abdominale suivie de suppuration avec fonte de tout son tissu cellulaire sous-cutané de la région.

Il quitta cependant l'hôpital parfaitement guéri, mais avec des troubles cérébraux bizarres. On a revu ce malade en janvier, il urine sans sonde et vide sa vessie à 15 ou 20 grammes près.

Observation 4

Howard Lillenthal, médical Record, 20 avril 1895, p. 508.

M. M., 56 ans, a, depuis une dizaine d'années, des troubles assez fréquents de la miction, qui ont déterminé du ténesme vésical, et qui sont allés en s'aggravant. Il y a trois ans, il entre à l'hôpital où on le sonde pour une attaque de rétention, qui fut de courte durée. Toutefois, depuis cette époque, il a dû être sondé avec une fréquence croissante jusqu'à son entrée à l'hôpital. A ce moment, il souffrait constamment et éprouvait un besoin impérieux d'uriner une fois par heure pendant la nuit. L'urine était alcaline et contenait du pus et du mucus sanguinolent. Une sonde de grosseur moyenne entrait difficilement dans la vessie. Le docteur Gester examine la prostate par le toucher rectal et lui trouve environ trois fois le volume normal ; au cystoscope, il découvre un lobe moyen très développé, responsable des troubles dysuriques observés. Pendant six semaines, le malade est traité, mais en vain, par le cathétérisme, des lavages vésicaux, des antiseptiques internes. Son état empirait, il maigrissait, perdait des forces et était dans une situation vraiment désespérée, lorsque le docteur Lilienthal prit le service.

Celui-ci trouve la prostate grosse comme un œuf de poule, non sensible au toucher, ferme et résistante. Le malade se décide à accepter l'opération qu'il avait refusée déjà. Le 9 février, résection des deux testicules qui sont normaux, sauf une double épididynite.

Les jours qui suivent l'opération, on pratique le cathétérisme, et on fait des lavages de la vessie.

A partir du cinquième jour, une amélioration extraordinairement rapide se produit. Avant l'opération et immédiatement après, le malade ne pouvait uriner que goutte à goutte, et avait un résidu urinaire de six onces (180 grammes) ; on peut même dire que, pratiquement, toute l'urine était résiduale. La première amélioration notée fut que la malade put uriner spontanément. L'urine résiduale diminue rapidement. La cytiste disparut, et au bout de quatre semaines, le malade fut présenté à la réunion de la section génito-urinaire de l'Académie de médecine de New-York.

A cette époque, le malade pouvait retenir son urine deux heures durant, sans inconvénient ; les mictions étaient moyennement fortes et abondantes ; la quantité d'urine résiduale était d'une once seulement. L'urine contenait encore un peu de pus ; elle était acide et d'odeur normale.

Le malade a gagné plusieurs livres en poids ; il reprend goût à la vie. Il peut aller au théâtre et faire des courses à pied sans inconvénient. Il ne manifeste aucun regret de la perte de ses testicules.

Par le toucher rectal, on constate que la prostate n'a plus guère que la moitié du volume qu'elle avait auparavant.

Le malade a été revu il y a peu de temps. La quantité d'urine résiduale était tellement minime que le cathétérisme a été cessé.

Observation 5

Gavin, Boston méd. and surg. Journ. 2 mai 1895, p. 437.

« G. G.., 69 ans, entre à Boston Civy Hospital, le 5 mai 1894 ; son histoire est la suivante : mictions fréquentes et douloureuses depuis cinq ans, s'accompagnant de douleurs rétro-pubiennes, et de rétention avec incontinence. L'examen montre une prostate grosse, dure, symétriquement hypertrophiée et lisse, du volume d'une grosse orange, faisant dans le rectum une saillie considérable, dont le bout du doigt atteint difficilement la partie supérieure. Le résidu urinaire était de cinq onces ; l'urine était acide et contenait du pus, des caillots et quelques cellules du rein.

Au bout de cinq jours, le malade est renvoyé avec ordre de venir se faire sonder chaque semaine.

Pendant quatre mois le malade revint ainsi, mais les symptômes allèrent en s'aggravant rapidement, et toujours reparaissait une très vive douleur, nécessitant un cathétérisme de plus en plus fréquent, d'ailleurs sans grand succès. Finalement il vint à l'hôpital avec une rétention complète datant de 24 heures, des douleurs vives, des étreintes pénibles, une langue chargée, du tremblement et de la prostration.

Un cathéter coudé n° 9 fut passé avec difficulté et plusieurs onces d'urine trouble s'écoulèrent. La densité était de 1,010, elle était alcaline et ne contenait pas d'albumine. Il fallut pratiquer le cathétérisme toutes les cinq heures, nuit et jour, à cause de la sensibilité de la vessie, que l'on calmait d'ailleurs par la morphine. La douleur était encore le symptôme dominant, et le malade était incapable d'uriner seul. Cet état se maintint environ trois semaines, au bout desquelles l'urine était encore trouble, acide, de densité 1.012, légèrement albumineuse, et contenant un peu de pus.

La castration fut pratiquée, et *environ 8 heures après l'opération le malade eut une miction spontanée*, la première depuis trois semaines.

Seize heures après l'opération, le cathétérisme fut pratiqué à la demande du malade. Le jour suivant les mictions volontaires continuèrent ; un second cathétérisme fut demandé 40 heures environ après l'opération. Mais à partir de ce moment, la sonde ne fut plus nécessaire, la morphine fut abandonnée, et les mictions continuèrent spontanées et sans douleur. A la fin de la semaine les sutures furent retirées, les plaies étaient parfaitement guéries. La prostate avait diminué notablement de volume et de consistance.

Pendant la seconde semaine, le malade quittait son lit et s'habillait ; il urinait environ toutes les trois ou quatre heures, et trois ou quatre fois la nuit. La force du jet d'urine était augmentée.

Trois semaines après l'opération, la prostate avait diminué de moitié, et au bout de cinq semaines, elle n'avait plus que le cinquième de son volume primitif. A ce moment le malade était guéri ; il avait soixante-dix onces d'urine par vingt-quatre heures (2,000 gr.) ; celle-ci, acide, avec traces d'albumine et une petite quantité de pus. Le résidu urinaire était de 30 gr.

Le malade revient de temps à autre à l'hôpital ; il est reconnaissant et enthousiaste, délivré de ses douleurs et de ses gênes ; il urine toutes les cinq heures environ le jour, et deux ou trois fois la nuit. Le résidu urinaire est de deux à trois onces ; l'urine est claire ; densité : 1,010 à 1,014 avec traces d'albumine. Il a gagné une trentaine de livres depuis sa sortie de l'hôpital. La prostate a environ le sixième du volume qu'elle avait avant l'opération.

Observation 6

Levings. — Medical News, 17 août 1875, p. 174

B..., âgé de 67 ans, se vit dans la nécessité d'apprendre l'usage de la sonde, il y a 18 ans, à cause d'une hypertrophie de la prostate qui déterminait une impossibilité d'uriner. Pendant 3 ans, il fut impossible au malade d'uriner sans le secours de la sonde. Durant la dernière année de cette vie cathétérienne, il éprouva une difficulté croissante de faire passer la sonde, jusqu'à ce que finalement aucun instrument ne put plus pénétrer dans la vessie ; à ce moment — il y a cinq ans — on lui pratiqua une cystotomie sus-pubienne, et un urèthre artificiel fut établi.

Pendant les trois ou quatre années qui suivirent cette opération, l'état du malade sembla satisfaisant ; puis il commença à se plaindre de douleurs : une cystite survint et s'aggrava. Un examen rectal, plusieurs fois pratiqué, établit ce fait que la prostate allait continuellement en augmentant de volume. A ce moment, je proposai la castration, qui fut pratiquée au Presbyterien Hospital, le 14 mai 1895. Au moment de l'opération la prostate était grosse comme une noix de coco.

Le 20 juin, 36 jours plus tard, M. B... eut une petite miction spontanée, *la première depuis dix-huit ans*. A partir de ce moment, il a continué à en avoir chaque jour avec augmentation de volume du jet, et, la semaine dernière, il a employé son urèthre sus-pubien une seule fois, le matin et le soir, au moment des lavages de la vessie. Autant que je puis en juger par le toucher rectal, la prostate a perdu la moitié de son volume, la cystite est très améliorée et l'on peut dire que, pratiquement, les violentes douleurs qu'il ressentait ont pris fin.

Observation 7

Robert Lütkens. -- Deutsche med. Woch. 31 janv. 1895 p. 82

Homme de 65 ans qui avait depuis plusieurs années des troubles urinaires devenus si intenses que, sur le conseil d'un médecin, il avait appris à se sonder ; mais comme son état allait en s'aggravant, que le passage de la sonde provoquait des hémorrhagies, il vint me demander conseil en août 1893. Par le toucher rectal je constatai que la prostate faisait une tumeur du volume d'un œuf de poule. Le malade entre dans une maison de santé, car à ce moment la miction est impossible.

Je me résolus à pratiquer la castration, car je n'avais jamais vu pratiquer ni répété sur le cadavre la ligature des iliaques internes ; cette opération, d'ailleurs, me paraissait d'une technique beaucoup plus difficile. En outre, le malade ne faisait plus aucun usage de ses testicules. Il accepte l'opération qui fut pratiquée le 10 octobre.

L'hypertrophie ne montre les premiers jours aucun changement ; ce ne fut que 10 jours après l'opération que je remarquai une diminution dans la moitié gauche de la prostate ; le 6 novembre, on pouvait à peine sentir cette moitié, tandis que le droit avait encore le volume d'une petite noix.

Le 4 mars, à ma grande satisfaction, on ne pouvait plus constater l'hypertrophie, et le toucher rectal montrait que la prostate avait les dimensions de celle d'un jeune sujet.

Peu de temps après l'opération, le malade a uriné de lui-même ; il est intéressant de comparer les quantités d'urine émises spontanément à celles émises par la sonde.

10 octobre. — Opération.

11 et 12 octobre. — Toute l'urine est retirée par cathétérisme.

13 octobre. — Mictions spontanées, 400 gr. ; par cathétérisme, 1,750 gr.

16 octobre. — Mictions spontanées, 750 gr. ; par cathétérisme, 1,500 gr.

19 octobre. — Mictions spontanées, 1,550 gr. ; par cathétérisme, 900 gr.

A partir du 20 octobre le malade n'a plus besoin de sonde, il urine facilement et sans douleur. Aujourd'hui (4 mars 1894) il se sent revenu à la santé, il est vigoureux comme il y a trois ans. Son jet d'urine est fort vigoureux.

De la résection des canaux déférents dans le traitement de l'hypertrophie de la prostate

Nous avons vu au chapitre précédent comment les relations intimes qui existent entre les testicules et la prostate expliquent et justifient la castration dans l'hypertrophie de cette dernière, mais ne pourrait-on pas agir de la même façon, sans avoir recours à une telle mutilation, souvent répugnante aux malades, même à un âge où leurs glandes séminales ne leur sont plus utiles? On a cherché expérimentalement quelle serait l'influence sur la prostate de l'isolement du testicule, et l'on a pratiqué ce que Monsieur le professeur Guyon appelle très judicieusement « *la castration physiologique.* »

L'observation et l'expérimentation nous montrent que :

1° L'absence du canal déférent d'un côté coïncide avec l'atrophie du lobe prostatique du même côté (Hunter Brognone, Godard, Munchen-Mayer, Béraud, etc.

2° La section des canaux déférents n'a pas d'influence sur les testicules ; la fonction sexuelle est conservée, en même temps que, cela va sans dire, la stérilité se produit (Cooper, Curling, Gosselin, Marcin-Magron.

Berdenheuer, dans un cas d'épididymite tuberculeuse, a pratiqué la résection de l'épididyme et d'une partie du canal déférent ; cette opération n'a pas eu d'influence sur le testicule, au point de vue de la conservation de l'aptitude vénérienne.

Englisch a publié l'observation d'un malade qui avait une tuberculose des deux testicules ; cet homme ayant refusé la castration double, on la pratiqua à gauche, et à droite on fit la résection de l'épididyme et du canal déférent. Le malade mourut, 21 mois après, de tuberculose pulmonaire. On constata à l'autopsie que le testicule n'était pas atrophié mais qu'il ne contenait plus de spermatozoïdes. Alessandri a sur ce sujet fait des expériences dont voici les résultats :

8 ligatures des canaux déférents. — Atrophie testiculaire.

5 ligatures des vaisseaux du cordon. — Atrophie testiculaire.

6 ligatures des faisceaux nerveux, sans influence.

4 ligatures de l'artère spermatique, — peu de troubles de nutrition du côté du testicule.

4 ligatures du plexus pampiniforme, — peu de troubles de nutrition du côté du testicule.

2 ligatures de l'artère déférentielle, — sans influence.

4 ligatures de l'artère spermatique et d'une partie des vaisseaux du cordon. — Infarctus du testicule et atrophié.

Griffiths a confirmé ces expériences, et Pavone a démontré aussi que la castration double et la ligature des canaux déférents ont presque la même influence atrophiante sur la prostate.

White, Wood, Kirby, agissant de la même façon, ont constaté une atrophie énorme de la prostate, au bout de cinquante deux jours. Les expériences de Legueu, faites dans le laboratoire de M. le professeur Guyon, ont donné des résultats positifs : la résection des canaux déférents a provoqué une atrophie manifeste au bout de cinq mois.

Il faut donc admettre, que sans avoir peut-être exactement la même influence que la castration double, la double résection des canaux déférents, entraîne, d'ordinaire, une diminution du volume de la prostate.

Observation 1

Guyon. Communication au 9e Congrès de Chirurgie

1er cas. — Le malade était atteint de rétention complète depuis dix ans, et à la suite des fréquents cathétérismes qu'il avait été obligé de se faire, il avait eu plusieurs orchites.

Au toucher, on trouvait une prostate très hypertrophiée, surtout au niveau du lobe droit. Le 11 juin, M. Guyon fit la résection bilatérale des canaux déférents : l'amélioration survint au point de vue fonctionnel, en même temps qu'on remarquait une décongestion de la prostate.

Observation 2

Guyon, Communiquée au 9e Congrès de Chirurgie

Le malade était atteint de rétention depuis quelques années et devait avoir recours à des cathétérismes journaliers. Au toucher, prostate grosse, uniforme, résistante. Le résultat de la double résection des canaux déférents fut remarquable.

Ces deux opérés étaient tous deux des vieillards de soixante-dix ans.

L'intervention fut très bénigne et n'eut aucune suite fâcheuse.

Les testicules ne subirent aucune modification appréciable. En un mot, le résultat de l'opération fut excellent.

Observation 3

Legueu, Communiquée au 9e Congrès de Chirurgie.

1er cas. — C'était un vieillard de soixante-dix ans, atteint depuis un mois de rétention complète. Au toucher, la prostate était assez ferme.

La résection des deux canaux déférents fut pratiquée le 9 août : le 14 octobre, le malade était parvenu à ne se sonder que tous les dix jours ; on lui a conseillé le cathétérisme quotidien, parce qu'il ne vidait pas complètement sa vessie.

Observation 4

Englisch

C'était un homme de soixante-cinq ans, qui depuis plusieurs années souffrait de dysurie ; depuis huit jours, rétention complète.

La résection des canaux déférents fut pratiquée et le résultat de l'opération fut excellent.

Le neuvième jour le malade a uriné spontanément ; le douzième jour, il vidait complètement et spontanément sa vessie.

La fréquence de la miction disparaît complètement, et les urines deviennent claires. Avant l'opération, l'expulsion de quelques gouttes d'urine se faisait avec de grands efforts : après l'opération, la miction était facile et aisée ; le volume de la prostate a diminué. Le succès persiste.

Observation 5

Routier, La médecine moderne, 7e année, n° 14.

1er cas. — J'avais dans mon service un homme à qui j'avais pratiqué une taille hypogastrique dans le but de faire une cystostomie. Ce malade avait déjà eu plusieurs accès de rétention d'urine ; pour le dernier, il avait été sondé et on avait fait plusieurs fausses routes qui donnaient du sang.

N'ayant pu arriver moi-même à passer une sonde dans la vessie, j'avais ouvert celle-ci et fait le cathétérisme rétrograde. Mais quand la plaie hypogastrique fut cicatrisée, et que je voulus enlever la sonde à demeure, même difficulté, il ne put uriner spontanément.

Je lui proposai la résection des canaux déférents : il accepta et je la pratiquai le 30 août 1895. Le malade a uriné sans sonde dès le 3me jour et depuis il urine parfaitement bien. Je l'ai revu il n'y a pas longtemps et il m'a confié que non seulement ses fonctions urinaires s'accomplissaient bien mais encore que ses fonctions génitales étaient aussi brillantes qu'avant la résection des canaux déférents.

2me cas. — Chez un homme de 71 ans, ritentionniste incontinent depuis longtemps, la résection des canaux déférents a donné un plein succès et l'incontinence a disparu.

3me cas. — Un vieux prostatique de 65 ans ne pouvait uriner qu'à l'aide de la sonde; sa prostate grosse et dure ne paraissait pas être de celles que l'opération portant sur les testicules peut salutairement influencer, aussi on mis en œuvre les moyens ordinaires, la sonde à demeure, les lavages, la sonde passée seulement au moment des envies d'uriner; tout fut inutilement employé pour tacher de rétablir tant bien que mal la fonction vésicale.

Las de ces insuccès, on propose la résection des canaux déférents.

Dès le lendemain, il demandait sa sortie prétendant qu'il urinait seul, volontairement et sans le secours de la sonde.

Observation 6

Isnardi

L'observation se rapporte à un vieillard de soixante-douze ans, qui souffrait depuis un an de rétention d'urine de cause prostatique. La ligature et la section des canaux déférents fut proposée et acceptée, et l'opération eut lieu sans incident le 1er mai 1895.

Douze jours après l'opération, les troubles vésicaux diminuèrent et après un mois ils avaient complètement disparu.

Le sujet garde ses urines pendant 7 heures de la nuit et il les émet volontairement sans douleurs, debout ou couché ; les urines qui étaient purulentes lors de l'opération ne le sont plus et sont redevenues normales.

A l'examen physique du cordon, on trouve les modifications suivantes : au niveau de la section du canal déférent, on sent une petite grosseur au dessous de laquelle le canal est dur, granuleux et aboutit à l'épididyme qui est atrophié ; le testicule est aussi diminué de volume.

Au toucher rectal, on ne sent plus la prostate qui s'est atrophiée.

Observation 7

Englisch (Résumé)

Un homme de soixante-sept ans, vieux prostatique, qui depuis longtemps vide mal sa vessie, est pris de rétention complète d'urine; on le sonde, puis on pratique au thermocautère la section des deux canaux déférents.

Neuf jours après le malade urine spontanément et le cathétérisme de contrôle montre que la vessie se vidait complètement.

Observation 8

Isnardi (Résumé)

Malade de 55 ans, depuis 2 ans, dysurie grave, troubles vésicaux et rectaux de nature nerveuse, fut opéré deux fois d'hémorrhoïdes, et après la seconde fois, en raison de l'impossibilité d'uriner spontanément, dut se servir constamment de la sonde, eut une cystite qu'on guérit avec des instillations de nitrate d'argent, mais est tourmenté par un spasme grave du col de la vessie, qui lui donne des idées de suicide.

Opéré le 21 juillet; le 25, il urine deux fois tout seul assez abondamment, ce qu'il n'était pas arrivé à faire depuis plusieurs années, mais toute la douleur n'avait pas encore disparu, et le 30 juillet, neuf jours après l'opération, dans un moment de découragement, il se suicida.

Observation 9

Isnardi (Résumé)

Malade de 82 ans, incontinence de deux ans, volumineuse hydrocèle à gauche; hernie réductible à droite, prostate volumineuse sur tout son lobe gauche.

15 octobre opération qui est facile après évacuation du liquide de l'hydrocèle, le lendemain cesse l'incontinence d'urine, mais celle de la nuit persiste.

20 novembre, meurt d'apoplexie, depuis une semaine n'était plus obligé de quitter son lit la nuit, et le jour urinait spontanément.

Observation 10

Chalot, Indépendance médicale, 6 novembre 1875.

A... T..., 64 ans, cordonnier, est entré le 19 février 1895 à l'Hôtel-Dieu de Toulouse, il se plaint d'envies d'uriner fréquentes, surtout la nuit; il lui semble, chaque fois, qu'il n'a pas achevé d'évacuer sa vessie ; et malgré les grands efforts auxquels il se livre, le jet reste faible, très court, intermittent, urine habituellement claire, quelquefois légèrement teintée de sang à la fin de la miction, le malade n'a jamais été sondé, il avoue avoir abusé des spiritueux et des femmes, jamais de blennorrhagie, ni autre accident vénérien. Fièvres paludéennes à 28 ans.

A l'examen direct je trouve une hypertrophie considérable et uniformément généralisée de la prostate si bien que l'index introduit dans le rectum arrive à peine à la base de cette glande.

Le diagnostic une fois établi, je me décide à tenter la cure radicale de l'hypertrophie prostatique, non par la castration double, mais par la simple excision entre ligatures des deux canaux déférents.

Suites opératoires troublées par une broncho-pneumonie grippale des plus graves et par l'apparition d'un petit abcès sous la cicatrice de la bourse droite.

Quand le malade a quitté l'hôpital (3 avril), il était encore très faible par suite de son affection pulmonaire, mais il urinait beaucoup moins souvent qu'autrefois et se disait très soulagé du côté de la vessie.

Je l'ai revu deux mois après, il était d'humeur fort gaie, avait bon appétit, avait repris de l'embonpoint et avait des mictions à peu près normales, il pissait facilement trois ou quatre fois dans le jour, et deux fois en moyenne la nuit.

J'ai examiné d'abord ses testicules, je les ai trouvés sensiblement diminués de volume, mais *pas autant* que je pouvais le croire d'après les observations de castration déjà publiées ; et je dois ajouter que leur consistance n'avait *nullement augmenté*, comme Isnardi l'a noté chez l'un de ses opérés. En revanche le toucher rectal m'a permis de reconnaître nettement que le prostate avait perdu environ *la moitié* de ses dimensions préopératoires.

Je n'ai pas revu le malade depuis cette époque, il est parti le 4 juillet pour l'Amérique qu'il avait déjà habitée, allant de nouveau chercher fortune, mais une personne avec laquelle il vivait maritalement à Toulouse, vient de me donner les renseignements suivants : « A. T... malgré l'opération subie avait des *érections fréquentes et complètes* et demandait à avoir *des rapports sexuels*, ceux-ci ont eu lieu le 15 juin, et le jour même du départ, avec la même ardeur et les mêmes effets que jadis ! il urinait bien : ses urines étaient claires, et ces jours derniers une lettre apprenait que sa santé est actuellement excellente sous tous les rapports ».

Observation II

Brown

Homme de soixante-douze ans, ayant joui d'une excellente santé jusqu'à il y a six ans, époque à laquelle il eut une première attaque de rétention d'urine, les accidents actuels ont commencé de la même manière le 13 juin 1895.

L'examen à l'entrée du malade à l'hôpital a montré une augmentation marquée de la prostate, un peu d'albumine dans les urines, mais pas de cylindres.

Le 11 juillet 1895, après une anesthésie à la cocaïne les canaux déférents ont été liés en deux points distants d'environ un bon demi-centimètre.

Une semaine plus tard le malade commençait à uriner volontairement, l'amélioration a continué jusqu'à ce jour (12 nov. 95). Le malade peut en ce moment vider sa vessie à l'exception de 70 gr. environ et se considère entièrement revenu à la santé.

Le toucher rectal permet de constater une diminution très marquée du volume de la prostate.

Brown ajoute, en terminant son observation qu'il a pratiqué la résection des canaux déférents parce que la castration lui avait donné une mort chez un autre malade du même âge et pourtant de meilleur santé.

Observation 12

Vautrin. — Ann. des mal. des org. gén. urin. mars 1896.

Un homme de 62 ans, L... C..., m'est adressé de Bult (Vosges) en juillet 1895 ; il s'agit d'un prostatique qui, en août 1894, a déjà éprouvé de la rétention, puis des mictions fréquentes, des douleurs vésicales, etc.

En octobre de la même année, survient de l'incontinence qui dure quelques semaines et fut traitée par le cathétérisme et des lavages vésicaux.

En juin 1895, le malade éprouve de nouveau de la rétention puis de l'incontinence avec douleurs dans le bas-ventre et au périnée. Son médecin le traita jusqu'au 15 juillet, date de son entrée à la maison de secours.

L... est un vieillard encore robuste, campagnard, d'une bonne santé habituelle, peu adonné à l'alcool. Il souffre beaucoup, surtout pendant la nuit, d'une distension vésicale excessive. Le cathétérisme est constitué régulièrement, mais malgré des soins attentifs, aucune amélioration ne se produit. Je propose au malade la castration double qu'il refuse, préférant la mort, disait-il, à un tel sacrifice. Je venais de lire à cette époque les relations d'une résection des cordons faite avec succès par Isnardi chez un prostatique, je parlai au malade de cette intervention qu'il accepta.

Elle fut pratiquée le 20 juillet sous le chloroforme, je fis deux incisions le long des cordons et immédiatement au-dessous des orifices externes des canaux inguinaux.

J'isolai le canal déférent de chaque côté et j'en résequai une longueur de 5 centimètres environ.

Les vaisseaux furent laissés intacts, contrairement à ce qu'avait fait Isnardi.

Pendant quatre à cinq jours, l'opéré continua à uriner involontairement, puis la miction volontaire revint pendant le jour, et enfin la nuit, de sorte que, le dixième jour, le malade pissait à volonté et sans douleur aucune.

Lorsqu'il quitta le service, les urines étaient encore troubles, mais la miction s'opérait sans aucune difficulté.

Observation 13

Isnardi

Malade de 65 ans. Prostatisme depuis un grand nombre d'années; depuis plusieurs mois, chaque quart d'heure, nuit et jour, besoin impérieux d'uriner auquel le patient est obligé d'obéir, avec douleur et fatigue; n'éprouve pas un moment de tranquillité.

Testicules et prostate de moyen volume, épididymite chronique à gauche, hernie inguinale droite, mobile.

Le jour, depuis l'opération bilatérale, la miction est plus facile, moins fréquente, et le spasme du col de la vessie a disparu ; le malade se sent renaître depuis quinze jours la fonction normale.

Observation 14

Floersheim

Jean Z..., 72 ans, serrurier, entre à l'hôpital Lariboisière, dans le service de M. Reynier, le 18 janvier 1896, il avait été atteint de rétention aiguë, avec impossibilité complète de la miction, douleurs vives ; il fut sondé à l'hôpital de la Pitié ; le cathétérisme fut très difficile et s'accompagna d'une uréthrorrhagie abondante. La difficulté de la miction continuant, le malade n'urinant que goutte à goutte, et ne pouvant arriver à se sonder lui-même, il se décide à entrer à l'hôpital.

Il y a 6 ans commencèrent les troubles urinaires.

A son entrée, l'état du malade est le suivant : les mictions se reproduisent tous les trois quarts d'heure environ et ne donnent issue qu'à une quantité d'urine peu abondante, urine claire, peu d'albumine. Efforts violents, congestion de la face, incontinence par regorgement.

Nous le cathétérisons le 20 janvier, après une miction avec la sonde de Nélaton, et nous trouvons qu'il reste encore dans la vessie approximativement 300 gr. d'urine.

La prostate par le toucher rectal nous paraît extrêmement volumineuse ; elle est dure, mais d'une façon irrégulière, et présente des points élastiques.

Le malade fut cathétérisé 4 fois par jour ; la nuit il se sondait lui-même ; on fit des lavages vésicaux, on plaça quelque temps la sonde à demeure. Rien n'y fit, aussi propose-t-on au malade la résection des canaux déférents, qu'il accepta avec enthousiasme.

Le cathétérisme fut pratiqué encore trois fois le jour de l'opération ; mais le soir, le malade émit spontanément une quantité assez grande d'urine, et le lendemain matin; à la visite, il nous accueillit en accusant une amélioration sensible et en nous disant que « depuis vingt ans, il ne s'était pas senti aussi soulagé. » Il avait dormi, en effet, presque toute la nuit et n'avait été obligé de se sonder qu'à minuit et quatre heures du matin.

Le 13, le lendemain, fréquence de miction comme auparavant.

Le 14, disparition de l'incontinence ; le malade a uriné spontanément dans la journée et n'a été cathétérisé que deux fois. Nous pratiquons le toucher rectal, mais il ne nous semble pas qu'il y ait encore de modification.

Le 19, enlèvement des crins, plaie cicatrisée. Le malade n'est sondé qu'une fois par jour : nous introduisons la sonde de Nélaton et nous sommes étonné de la facilité avec laquelle elle passe.

10 mars. Le malade quitte l'hôpital, enchanté du résultat de l'opération ; la prostate que nous avons touchée la veille est diminuée de près de moitié et nous arrivons aisément à sentir sa base.

Ces faits expérimentaux et cliniques conduisent naturellement à conclure que la résection des canaux déférents, véritable isolement du testicule ou *castration physiologique*, produit des modifications importantes dans la circulation de la prostate et de la vessie. Elle agit aussi sur la structure de la glande qui peut s'atrophier à la longue. C'est en un mot une opération qui détermine une amélioration marquée chez les prostatiques et préserve du même coup les malades des orchites infectieuses qu'on observe trop fréquemment après les cathétérismes répétés.

C'est donc une opération que l'on peut en tout point substituer à la castration, puisqu'elle donne le même résultat local, et avec l'avantage d'un bien moindre traumatisme ; elle ne mutile pas le malade qui s'y soumet beaucoup plus volontiers qu'à la castration. Opération conservatrice, simple et d'exécution facile, ne nécessitant pas même l'anesthésie générale si on a lieu de la redoute, tels sont les avantages incontestables qu'elle présente.

D'après Routier, les malades qui bénéficient de cette opération sont ceux qui ont la prostate grosse, énorme, mais élastique, donnant la sensation de la congestion. Socin de Bâle s'appuyant sur plusieurs faits tirés de sa pratique personnelle se range à cette manière de voir. Mais il va sans dire que l'hygiène des prostatiques doit être considérée comme un adjuvant précieux de cette opération, et qu'elle doit à ce titre n'être jamais négligée. Cette règle absolue a été très bien formulée dans les lignes suivantes que nous empruntons au traité de chirurgie de Duplay et Reclus.

« L'hygiène des prostatiques est celle des artérioscléreux et des congestifs. Leur régime sera sobre et excluera l'alcool, les épices, les viandes noires, les excés; leur sommeil sera restreint aux utiles limites: n'accordez que sept à huit heures au lit ; prescrivez dans la journée des promenades courtes et repétées ; que le coucher soit toujours précédé d'un temps d'exercice. Le prostatique, surtout le sédentaire, ne doit pas craindre le plein air, mais il doit éviter les refroidissements. Faites fonctionner la peau par des frictions sèches, par les bains alcalins, tièdes et courts ; aidez à la régulation circulatoire par l'iodure de sodium, ce « *pain des artério-scléreux* », pris à la dose quotidienne de 20 à 30 centigrammes pendant des mois entiers. Les fonctions sexuelles, comme nous l'avons entendu dire à Guyon « ne méritent aucun encouragement », la constipation engorge les plexus prostatiques ; le rectum sera vidé régulièrement, et son exonération, aidée par des lavements chauds portés haut dans le rectum avec la canule souple, par des laxatifs légers.

Les retenues volontaires sont très préjudiciables : le prostatique doit prendre l'habitude de vider sa vessie toutes les deux ou trois heures pour éloigner les mictions nocturnes.... »

La technique opératoire de la résection des canaux déférents est d'ailleurs très simple : Harrisson a pratiqué dans plusieurs cas la section sous cutanée des canaux déférents, mais cette manière d'agir ne nous semble pas recommandable ; c'est un procédé peu chirurgical et aveugle ; on ne sait si l'on a coupé le canal, et lui seul, et l'on court ainsi les risques de manquer son but et d'amener des accidents, le tout pour un centimètre ou deux d'incision de plus. Nous préférons la résection à ciel ouvert. Englisch dans la plupart de ses cas, a pratiqué la section au thermo-cautère. Isnardi, en prévision de la possibilité de voir ce canal reprendre ses fonctions, amène le bout inférieur du canal dans la plaie du scrotum et l'y fixe ; précaution inutile.

Voici la façon de procéder de M. Routier :

Suivant la sensibilité du patient on emploie l'anesthésie générale ou locale. Le plus souvent l'anesthésie à la cocaïne est largement suffisante. Pinçant entre le pouce et l'index le cordon en masse au sortir de l'anneau inguinal, on fait sur ce cordon une incision de deux centimètres, intéressant la peau et le dartos avec la fibreuse commune. Toujours par pincement du cordon, on énucléе alors le canal déférent du milieu des autres éléments ; cela est assez facile, car il est dur et généralement situé en dedans et en arrière. Une fois le canal déférent bien dénudé sur une étendue de deux centimètres environ, faire une ligature du canal à chaque extrémité de la partie dénudée, ces ligatures se font à la soie et en serrant assez pour avoir la sensation d'écrasement; on coupe ensuite la portion comprise entre les deux ligatures.

Deux points de suture au crin de Florence suffisent en général à fermer les téguments. Il ne reste qu'à répéter la même opération du côté opposé. Le 8me jour on enlève les crins, la plaie est réunie.

Comme on le voit la ligature des canaux déférents et leur résection est d'une extrême simplicité, son exécution est facile, à la portée de tous, et du moment où l'on agit aseptiquement, on ne fait courir au malade aucun danger.

Etude comparative de la castration et de la résection des canaux déférents dans le traitement de l'hypertrophie de la Prostate

Nous avons étudié rapidement dans les précédents chapitres, chacune de ces deux méthodes, la castration et la résection des canaux déférents, nous avons montré les résultats expérimentaux et les effets cliniques de chacune d'elles. Si nous ne pouvons encore tirer de toutes ces considérations des déductions poussées jusqu'à l'extrême, nous pouvons déjà néanmoins constater ce fait indéniable, qu'a fort peu de différences près, la résection des canaux déférents et la castration ont une action atrophiante sur la prostate, qu'elles décongestionnent l'une comme l'autre puissamment la glande prostatique et la vessie elle-même.

Il nous reste actuellement à comparer les deux interventions et à tâcher de faire ressortir leur valeur.

Tout d'abord, commençons par dire qu'au point de vue local, tout au moins dans un certain nombre d'observations, la castration a montré une influence atrophiante plus marquée sur la prostate que la résection des canaux déférents. Cette justice étant faite et cet avantage local accordé à la castration, nous allons cependant nous déclarer partisans de la résection.

Les chirurgiens qui ont étudié la question de la castration dans le traitement de l'hypertrophie de la prostate et qui ont recommandé cette opération, ne se sont placés pour la plupart, qu'au point de vue local. Dans sa communication au neuvième congrès de chirurgie M. Albarran, envisageait la question au double point de vue du volume de la prostate et de la contractilité vésicale.

Mais nous trouvons que l'attention n'a peut-être pas été suffisamment attirée sur les conséquences de la castration au point de vue de la santé générale. Elles sont importantes cependant. Il est évident que la suppression des testicules ne peut-être bien préjudiciable à un vieillard au point de vue génital, ce sont, dit-on, des organes devenus inutiles à ce point de vue. Mais là n'est pas leur rôle unique. Brown Séquard a bien montré l'importance de la sécrétion interne des glandes, et sur cette nouvelle connaissance s'est appuyée la méthode opothérapique, aujourd'hui si répandue.

Dans une revue générale sur le traitement de l'hypertrophie de la prostate, publié par Raymond Petit, dans la Gazette hebdomadaire de médecine et de chirurgie en 1896, les conséquences fâcheuses de la castration sur l'état général sont signalées.

Cette question mérite, pensons-nous, qu'on s'y arrête : elle a généralement été trop négligée. Dans les opérations mutilatrices, on ne peut se contenter d'examiner le résultat local, il faut regarder plus loin. Or, en ce qui concerne la castration, son influence sur l'organisme, sur l'état général est lamentable, et souvent grave de conséquences. Nous rappellerons seulement les troubles cérébraux, les délires, la manie, l'hypochondrie, la déchéance graduelle de l'organisme, la perte des forces et de la santé, la cachexie enfin, qui peuvent s'observer en pareil cas.

De plus en plus, la chirurgie moderne, manifeste ses tendances conservatrices en général, et pour le testicule en particulier. La castration perd du terrain dans toutes les affections des glandes séminales. Ne voyons-nous pas faire des évidements, des grattages, des résections partielles dans la tuberculose testiculaire? Récemment encore, M. le Professeur Tillaux, dans une remarquable leçon de clinique sur cette question, déclarait hautement ses tendances conservatrices dans la mesure du possible ; M. Reclus a maintes fois exprimé la même opinion. En somme, la castration n'est plus envisagée aujourd'hui que comme une ressource extrême, comme un moyen absolument ultime. Prendre la décision d'emblée et de parti-pris, d'une castration chez l'homme comme chez la femme, supprimer la vie génitale d'un être, c'est pensons-nous, assumer une grosse responsabilité, tant vis à vis du sujet que vis à vis de la société.

Avant d'imposer au malade une opération de cette nature, le chirurgien doit prendre en sérieuse considération tous les inconvénients qui en découlent, et tenter s'il se peut, d'autres opérations, qui peut-être pourront suffire dans certains cas. L'hésitation ne nous semble plus permise désormais pour ce qui est de l'hypertrophie de la prostate, car la ligature des canaux déférents avec la résection de ces conduits, assure à très peu de choses près le même résultat heureux. C'est ainsi du reste que des hommes comme Guyon, Pavoue, Routier, etc., après s'être adonnés à la castration, lorsque ce moyen thérapeuthique était le seul connu, sont vite revenus vers la résection des canaux déférents, opération moins grave et non mutilatrice, lorsqu'ils ont eu la preuve de son efficacité.

D'ailleurs les malades eux-mêmes ne se soumettent pas facilement à la castration, beaucoup même s'y sont formellement opposé, même dans des cas où l'opération était tout à fait indiquée. On aime à conserver ses testicules, cette preuve palpable de la virilité ; on n'aime pas avoir les bourses vides.

Les suites fâcheuses qui surviennent après la castration, n'ont d'ailleurs rien qui doivent nous surprendre outre mesure. La physiologie moderne nous montre qu'à côté de la spermatogénèse, le testicule joue un autre rôle, qu'il a une autre fonction, une *sécrétion interne*, dont l'accomplissement contribue à la vigueur de l'organisme de l'homme, en dehors de la sécrétion fécondante, il verse, sans doute, un ferment dans le sang qui le traverse, ferment auquel nous devons nos forces masculines.

En résumé, nous dirons donc que malgré l'influence atrophiante de la castration sur la prostate, nous rejettons cette opération comme un pis-aller pour lui substituer, dans la majorité des cas, la résection des canaux déférents, opération plus simple et beaucoup plus bénigne, qui donne à peu de choses près les même résultats et *qui peut remplacer la castration*, surtout dans l'hypertrophie de la prostate congestive (Guyon, Routier, Pavoue, Socin, etc.).

La *castration physiologique* a sur la *castration anatomique*, l'immense avantage de conserver au malade ses testicules et par suite d'écarter les conséquences facheuses de l'ablation. La résection des canaux déférents conserve également les facultés génésiques, ce qui n'est pas un petit avantage, parce que plusieurs prostatiques que nous avons interrogés à ce point de vue, deux seulement ont accusé une diminution de l'appétit génital ; tous les autres nous ont déclaré qu'à ce point de vue « ils étaient plus forts que la jeunesse actuelle. » Evidemment c'est exagéré ; mais ce qui est probable, c'est qu'à cet âge, du moins chez plusieurs, cette faculté est loin d'être nulle.

Mais il y a plus ; la résection des canaux déférents peut étendre ses indications à des états pour lesquels on ne saurait consciensieusement proposer ni pratiquer la castration ; comme Dassouville l'a déjà dit dans sa récente thèse (1896) : « La résection « bilatérale des canaux déférents peut trouver une « autre indication. Ce n'est pas aller au-delà des « indications permises que de penser que les malades « qui sont fréquemment atteints d'orchites sous « l'influence du cathétérisme répété, pourraient ainsi « être mis à l'abri de ces accidents. Il paraît ration- « nel de dire, que cette opération qui ne paraît pas « devoir prétendre exactement à tout ce qu'on « demande à la castration totale, c'est-à-dire à ce que « l'on appelle *la cure radicale de l'hypertrophie de « la prostate,* peut du moins être appelée à prendre « rang parmi les moyens thérapeutiques, dont la « chirurgie est autorisée à fairs usage contre certaines « complications du prostatisme. »

Sans vouloir imposer la résection des canaux déférents chez tous les sujets dont la prostate est un peu grosse, nous pensons qu'il y a lieu de la pratiquer dans des cas où la castration même ne saurait être de mise. Chaque fois que le malade se trouve, du fait de son hypertrophie de la prostate dans l'obligation d'user journellement de la sonde, il y a pour lui intérêt à subir la résection des canaux déférents, car il sera ainsi à l'abri, non seulement des orchites si fréquentes en pareil cas, mais encore, le plus souvent, il évitera les cystites et les graves infections ascendantes de l'arbre urinaire qui leur font suite. En effet, nous avons vu qu'à cette période peu avancée du prostatisme, la sclérose artérielle et la stase veineuse consécutive ne sauraient encore avoir déterminé qu'une hypertrophie congestive veineuse, et non une lésion de sclérose glandulaire définitive et plus difficile à modifier. Dans ces conditions l'opération de la résection des canaux déférents pourra par décongestion de la prostate et de la vessie, enrayer les accidents du prostatisme, éviter le plus souvent l'usage quotidien de la sonde et les graves accidents qui peuvent en résulter, enfin mettre un terme au processus de sclérose interstitielle qui débute.

Cette opération présente donc tous les avantages sur la castration; c'est une opération facile qui ne nécessite pas l'anesthésie générale et qui ne réclame pas une habileté chirurgicale particulière; elle est donc à la portée de tous les médecins.

Pour notre part, nous n'hésitons pas à dire que si nous devenons un jour prostatique et réduit à faire le choix, pour nous mêmes, entre la résection des canaux déférents et la castration, nous réclamerons d'autant plus volontiers la première que si elle était insuffisante nous serions toujours à temps de subir la seconde.

CONCLUSIONS

De cette rapide étude nous tirerons les conclusions suivantes, qu'on peut résumer en ces lignes :

1° La congestion permanente de la prostate, liée à l'artério-sclérose, doit être considérée comme la cause la plus vraisemblable, pour ne pas dire certaine, de l'hypertrophie de la prostate. Elle provoque à la longue une sclérose interstitielle progressive qui s'accentue de plus en plus.

2° Ainsi, les formes d'hypertrophie *veineuse*, *scléro-veineuse*, *scléreuse*, de cette glande, ne sont que les phases successives d'une même maladie,

3° Cette sclérose se produit par le même processus morbide, que la cirrhose hépatique d'origine cardiaque. L'hypertrophie de la prostate est donc une cirrhose hypertrophique d'origine congestive.

4° Les observations et les expériences ont prouvé l'action atrophiante de la castration sur la prostate, mais elles ont montré aussi la fâcheuse influence de cette mutilation sur l'état général.

5° La résection des canaux déférents fournit à

peu près les mêmes résultats positifs, sans exposer aux mêmes dangers. La clinique et l'expérimentation nous en ont fourni la preuve. C'est une véritable *castration physiologique* qui n'a pas les inconvénients de l'autre.

6° Cette opération a l'avantage d'être facile à exécuter, de ne pas nécessiter une anesthésie générale. Elle est à la portée de tous et facilement acceptée des malades.

7° Elle respecte la *sécrétion interne* du testicule, et laisse persister les appétits et la fonction génésique.

8° Elle doit donc être substituée à la castration, que l'on serait toujours à même de pratiquer ensuite en cas d'insuccès.

9° Elle pourrait même être employée comme *opération préventive* chez les prostatiques peu avancés, pour leur éviter les orchites infectieuses, les cystites, les pyélonéphrites ascendantes par l'emploi de la sonde, et enfin pour enrayer le processus de sclérose et l'empêcher de s'accentuer.

Imprimerie. — HENRI JOUVE, 15, Rue Racine, PARIS.

www.ingramcontent.com/pod-product-compliance
Ingram Content Group UK Ltd.
Pitfield, Milton Keynes, MK11 3LW, UK
UKHW020208200726
13856UKWH00003B/1257